Melodie Vanopbrocke

Rôle de la natriurese des 24 heures chez les patients hypertendus

Melodie Vanopbrocke

Rôle de la natriurese des 24 heures chez les patients hypertendus

La Natriurèse des 24 heures permet-elle une meilleure prise en charge des patients hypertendus ?

Presses Académiques Francophones

Impressum / Mentions légales

Bibliografische Information der Deutschen Nationalbibliothek: Die Deutsche Nationalbibliothek verzeichnet diese Publikation in der Deutschen Nationalbibliografie; detaillierte bibliografische Daten sind im Internet über http://dnb.d-nb.de abrufbar.

Information bibliographique publiée par la Deutsche Nationalbibliothek: La Deutsche Nationalbibliothek inscrit cette publication à la Deutsche Nationalbibliografie; des données bibliographiques détaillées sont disponibles sur internet à l'adresse http://dnb.d-nb.de.

Coverbild / Photo de couverture: www.ingimage.com

Verlag / Editeur:
Presses Académiques Francophones
ist ein Imprint der / est une marque déposée de
OmniScriptum GmbH & Co. KG
Heinrich-Böcking-Str. 6-8, 66121 Saarbrücken, Deutschland / Allemagne
Email: info@presses-academiques.com

Herstellung: siehe letzte Seite /
Impression: voir la dernière page
ISBN: 978-3-8416-3429-0

Zugl. / Agréé par: Paris, Université Paris Sud, 2014

UNIVERSITÉ PARIS XI
FACULTÉ DE MÉDECINE PARIS SUD

Mlle Mélodie VANOPBROCKE

La natriurèse des 24 heures permet-elle une meilleure prise en charge des patients hypertendus ?

SOMMAIRE

TABLE DES FIGURES ET DES TABLEAUX

TABLE DES ABRÉVIATIONS

ANSES	Agence nationale de sécurité sanitaire
ENNS	Étude nationale Nutrition-Santé
FAO	Organisation des Nations Unies pour l'alimentation et l'agriculture
HCSP	Haut Conseil en Santé Publique
INCA	Étude Individuelle Nationale des Consommations Alimentaires
INSERM	Institut national de la santé et de la recherche médicale
JNC VII	The Seventh Report of the Joint National Committee on Prevention, Detection, Evaluation, and Treatment of High Blood Pressure
OMS	Organisation Mondiale de la Santé
PNNS	Programme National Nutrition Santé
SASPAS	Stage ambulatoire en soins primaires en autonomie supervisée

INTRODUCTION

Le sel, traditionnellement utilisé pour rehausser le goût des aliments, est également employé depuis le Moyen-âge pour sa capacité à augmenter la conservation des aliments et à limiter la multiplication des micro-organismes. Le sel est nécessaire au bon fonctionnement de l'organisme, les minéraux qu'il contient permettent la transmission des signaux nerveux, la contraction musculaire et le fonctionnement des reins en assurant une bonne hydratation. Ces propriétés sont malheureusement trop souvent mises à profit par l'industrie agroalimentaire, qui ajoute du sel aux produits qu'elle prépare afin d'améliorer le goût, l'aspect et la texture des aliments, ainsi que pour augmenter leur durée de conservation.

En effet, la communauté scientifique considère qu'une consommation de quatre grammes de sel par jour est suffisante pour combler les besoins d'un adulte et que les apports journaliers ne doivent pas être inférieurs à un à deux grammes par jour [1].

L'excès de sel, selon le chercheur de l'Inserm, Pierre Meneton, serait responsable de 35 000 décès par an en France [2].

L'hypertension artérielle demeurant la principale cause de complications cardiovasculaires, la restriction de l'apport sodé fait partie intégrante du traitement des hypertendus. Les recommandations internationales et françaises sont unanimes quant à la nécessité de diminuer la consommation alimentaire de sel dans la population générale. Des politiques de santé publiques se sont développées progressivement dans tous les pays pour atteindre les objectifs des recommandations. En 2003, l'Organisation Mondiale de la Santé (OMS) et l'Organisation des Nations Unies pour l'alimentation et l'agriculture (FAO) ont publié un rapport conjoint demandant que des mesures soient prises pour limiter l'apport en sel de la population à cinq grammes ou moins par jour [3]. Divers pays ont fixé à six grammes par jour leurs recommandations nationales (Royaume-Uni, Finlande, États-Unis…)[4]. En France, pour tendre vers ces recommandations, le Programme National Nutrition Santé (PNNS) a proposé, de réduire entre 2001 et 2008, de 20 % la consommation moyenne de sel de la population française en passant de dix grammes par jour à huit grammes par jour [5]. Les résultats de l'étude nationale Nutrition-Santé (ENNS) ont retrouvé en 2006-2007 une consommation moyenne de 8,4 grammes par jour. [6]
Les nouveaux objectifs proposés par le Haut Conseil en Santé Publique (HCSP) en octobre

2010 et notamment l'objectif OS 3-2-1 du PNNS 3 (2011-2015) font la distinction entre les sexes et fixent une diminution de la consommation de sel dans la population pour atteindre en cinq ans (2015) huit grammes par jour pour les hommes et six grammes, cinq par jour pour les femmes [7].

De nombreuses estimations scientifiques suggèrent un bénéfice potentiel important de la réduction de la teneur en sel sur le plan de la morbidité cardiovasculaire. Les effets projetés d'une réduction de la consommation de sodium à l'échelle des États-Unis ont suggéré qu'une simple réduction de l'apport moyen en sel de un gramme par jour dans la population américaine, permettrait une diminution annuelle de 20 000 à 40 000 cas de coronaropathie, de 11 000 à 23 000 cas d'accident vasculaire cérébral, de 18 000 à 35 000 cas d'infarctus du myocarde, de 15 000 à 32 000 décès de toutes causes [8].

Dans la prise en charge des patients hypertendus, hormis le traitement médicamenteux, le rôle du médecin généraliste est de mettre en place des mesures hygiéno-diététiques visant notamment à diminuer leur consommation de sel et de les accompagner pour maintenir une bonne observance [9 ; 10]. Cependant, la difficulté pour le médecin est de déterminer si les patients hypertendus savent évaluer leur consommation de sel. En 2008, la thèse d'Armelle Pochat avait pour but de voir quelle était la consommation de sel chez les patients hypertendus et savaient-ils évaluer cette consommation ? [11]

La consommation de sel des patients avait été mesurée par la natriurèse des 24 heures. [12].

En 2013-2014, mon stage de niveau 1 devait me permettre de vérifier si un recueil de données chez d'autres médecins (Population B) retrouvait des chiffres différents de ceux d'Armelle Pochat en 2008 (Population A) afin de voir si ces populations étaient statistiquement différentes. Des natriurèses des 24 heures ont donc été demandées à tous les hypertendus traités et classés ces patients en trois groupes en fonction de leur consommation de sel.

Depuis la thèse d'Armelle Pochat, les deux médecins du cabinet (A) pratiquent régulièrement des natriurèses des 24 heures à leurs patients hypertendus ce qui leur permet de quantifier leur consommation de sel et de s'appuyer sur ces chiffres pour parfaire leur éducation alimentaire.

Mon passage en stage SASPAS chez ces médecins était l'occasion de vérifier si cette « éducation », grâce à la natriurèse des 24 h avait été utile : la natriurie de ces patients avait-elle diminué et savaient-ils mieux évaluer leur consommation de sel ?

L'objectif de ce travail était donc de montrer que la prescription régulière d'une natriurèse des 24 heures permettait d'améliorer la prise en charge de la diminution de la consommation de sel chez les patients hypertendus.

MATÉRIEL et MÉTHODE

1. Description de l'étude

En 2008, Armelle Pochat avait réalisé un recueil de données pour voir :

- o quelle était la consommation de sel des patients hypertendus, traités depuis plus d'une semaine ?
- o et savaient-ils évaluer cette consommation de sel ?

Le dosage de la natriurèse des 24 heures permettait de connaître cette consommation et une simple question : Pensez-vous manger « peu salé » (moins de 6 grammes par jour), « moyennement salé » (entre 6 et 8 grammes par jour) ou « très salé » (plus de 8 grammes par jour) permettait d'évaluer ce que les patients pensaient consommer.

À votre avis, mangez-vous :		
Peu salé	**Moyennement salé**	**Salé ou très salé**
moins de 6 g de sel / 24 h	entre 6 et 8 g de sel / 24 h	plus de 8 g de sel / 24 h

Figure 1 : Questionnaire patient

De façon arbitraire, une consommation de sel supérieure à huit grammes par jour avait été définie comme élevée, une consommation de sel entre six et huit grammes par jour comme moyenne et une consommation inférieure à six grammes comme faible.

À la suite de cette étude, les deux maîtres de stage d'Armelle Pochat, installés dans les Hauts de Seine, ont prescrit, chaque année, une natriurèse des 24 heures à tous leurs patients hypertendus (donc aux patients de l'étude). Ces chiffres de natriurèse leur a servi de support pour l'éducation alimentaire de leurs patients.

Cinq ans plus tard, la consommation de sel de ces patients avait-elle diminuée et l'évaluation de cette consommation de sel était-elle meilleure ?

Pour cette étude, les résultats du recueil de données d'Armelle Pochat en 2008 ont servi de référence et les mêmes patients ont été suivis et interrogés avec le même questionnaire .

Ce travail se proposait :

- dans un premier temps de voir si la population de référence (population A 2008 d'Armelle Pochat) pouvait être considérée comme représentative : existait-il une différence statistiquement significative entre le recueil de données (consommation de sel) effectué par Armelle Pochat et celui effectué chez trois autres médecins, installés, un dans les Hauts de Seine, deux dans l'Essonne dont un en milieu rural, en 2014 (Population B 2014) ?
- dans un deuxième temps, il s'agissait d'une étude de type longitudinale prospective pour voir l'évolution de la consommation de sel et l'évaluation par les patients de cette consommation de sel dans la population A entre 2008 et 2014.

2. Critères d'inclusion et d'exclusion

Dans ces bras de l'étude, les critères d'inclusion étaient : tous les adultes suivis pour une hypertension artérielle au cabinet ou à domicile avec un traitement antihypertenseur instauré depuis au moins une semaine.

Les critères d'exclusion étaient l'absence de résultat biologique, les femmes enceintes et les enfants en raison de la spécificité de leur hypertension et les problèmes de compréhension.

3. Critères de jugement

Chez l'adulte sain le bilan sodé est nul, la quantité de sodium éliminée en 24 h est égale à la quantité ingérée en 24 h. L'absorption intestinale du sodium est totale, une infime partie (inférieure à cinq mmol/j) est excrétée dans les selles et la perte cutanée est minime (inférieure à cinq mmol/j). La voie principale d'élimination est rénale.

- 1 mmole Na = 0.0589 g de Na Cl

- 1 g de Na Cl = 1/0.0585 g soit 17 mmoles

Donc, en pratique : la natriurèse (mmoles / 24 h) / 17 = quantité de Na Cl absorbé la veille (en grammes)

Cette mesure est la plus fiable pour quantifier les apports sodés en raison de l'imprécision des enquêtes alimentaires et des variations journalières de l'apport sodé. Il est admis que la natriurèse est équivalente à 85-90 % des apports en sel par 24 heures. Elle est le reflet de la moyenne de la consommation de sel des quatre à cinq derniers jours avant la mesure [13]. La qualité du recueil urinaire a été contrôlée par la créatininurie des 24 heures [14].

Par ailleurs, les recommandations de différents pays (Royaume uni, États-Unis, Finlande) [4] ont fixé la consommation de sel à six grammes par jour, celles de l'OMS à cinq grammes [3] et le PNNS 3 français à huit grammes pour les hommes et six grammes, cinq pour les femmes [7]. Nous avons donc comparé nos chiffres à ces différentes recommandations.

4. Exploitation des résultats

Les résultats ont été traités avec le logiciel EXCEL® et le test du Chi 2 a été utilisé pour les statistiques.

RÉSULTATS

1. Généralités

- o Population (A) 2008 : 139 patients : Hommes : 63 ; Femmes : 76
- o Population (A) 2014 : 132 patients : Hommes : 57 ; Femmes : 75

  5 patients sont décédés entre 2008 et 2014 et 2 patients ont été perdus de vue. Ces patients ont donc été retirés de la comparaison Population (A) 2008 *vs* Population (A) 2014.

- o Population (B) 2014 : 58 patients ; Hommes : 37 ; Femmes : 21

2. Consommation de sel des populations A et B avant intervention

- o Population A (2008) : 7.4 g/24 h
- o Population B (2014) : 9.0 g/ 24 h

2.1. Consommation de sel des populations A et B avant intervention

Tableau I : Comparaison des consommations de sel des populations A et B (avant intervention)

	Moins de 6 g de sel/24 h	Entre 6 et 8 g de sel/24 h	Plus de 8 g de sel/24 h
Population A (2008)	47 (35.6)	35 (26.5)	50 (37.9)
Population B (2014)	16 (27.6)	11 (19.0)	31 (53.4)

Les chiffres entre parenthèses indiquent les pourcentages par ligne
X^2 : 4.02 ; ddl : 2 ; p < 0.250. Les deux populations ne sont pas significativement différentes

Tableau II : Consommation de sel des hommes et des femmes de la population A (2008)

	Moins de 6 g de sel/24 h	Entre 6 et 8 g de sel/24 h	Plus de 8 g de sel/24 h
Hommes	15 (26.3)	11 (19.3)	31 (54.4)
Femmes	32 (42.7)	24 (32.0)	19 (25.3)

Les chiffres entre parenthèses indiquent les pourcentages par ligne
X^2 : 13 ; p < 0.005. Les deux populations sont significativement différentes

Tableau III : Consommation de sel des hommes et des femmes
de la population B (2014)

	Moins de 6 g de sel/24 h	Entre 6 et 8 g de sel/24 h	Plus de 8 g de sel/24 h
Hommes	8 (21.6)	8 (21.6)	21 (56.8)
Femmes	8 (38.1)	3 (14.3)	10 (47.6)

Les chiffres entre parenthèses indiquent les pourcentages par ligne
X^2 : 1.91 ; ddl : 2 ; p < 0.500. *Les deux populations ne sont pas significativement différentes*

2.2. Patients à l'objectif de moins de 6 g de sel / 24 h (avant intervention)

- o Population A (2008) : 47 (35.6%)
- o Population B (2014) : 16 (27.6%)

2.3. Patients aux objectifs OMS et PNNS (avant intervention)

Tableau IV : Patients aux objectifs OMS et PNNS 3

	OMS 2003 Patients à l'objectif	PNNS 3 Patients à l'objectif	
		Hommes	Femmes
Population A (2008)	27 (20.5)	26 (45.6)	43 (57.3)
Population B (2014)	10 (17.2)	16 (43.2)	8 (38.1)

Les chiffres entre parenthèses indiquent les pourcentages par ligne

3. Évaluation de la consommation de sel des populations A et B avant intervention

Tableau V : Comparaison des évaluations de la consommation de sel
des populations A et B (avant intervention)

	Sous-estiment leur consommation de sel	Évaluent bien leur consommation de sel	Sur-estiment leur consommation de sel
Population A (2008)	50 (37.9)	33 (25.0)	49 (37.1)
Population B (2014)	16 (27.6)	11 (19.0)	31 (53.4)

Les chiffres entre parenthèses indiquent les pourcentages par ligne
X^2 : 4.41 ; ddl : 2 ; p < 0.250. Les deux populations ne sont pas significativement différentes

Tableau VI : Comparaison des évaluations de la consommation de sel des hommes
des populations A et B avant intervention

Hommes	Sous-estiment leur consommation de sel	Évaluent bien leur consommation de sel	Sur-estiment leur consommation de sel
Population A (2008)	30 (52.6)	13 (22.8)	14 (24.6)
Population B (2014)	22 (59.5)	7 (18.9)	8 (21.6)

Les chiffres entre parenthèses indiquent les pourcentages par ligne
X^2 : 0.43 ; ddl : 2 ; p < 0.500. Les deux populations ne sont pas significativement différentes

Tableau VII : Comparaison des évaluations de la consommation de sel des femmes
des populations A et B avant intervention

Femmes	Sous-estiment leur consommation de sel	Évaluent bien leur consommation de sel	Sur-estiment leur consommation de sel
Population A (2008)	20 (26.7)	20 (26.7)	35 (46.7)
Population B (2014)	12 (57.1)	6 (28.6)	3 (14.3)

Les chiffres entre parenthèses indiquent les pourcentages par ligne
X^2 : 8.94 ; ddl : 2 ; p < 0.025. Les deux populations sont significativement différentes

4. **Consommation de sel de la population A avant et après intervention**

  4.1. **Évolution de la consommation moyenne de sel entre 2008 et 2014**

  o **En 2008,** la population A consommait en moyenne **7.4 g de sel /24 h.**

  o **En 2014,** les mêmes patients, après éducation faite grâce au dosage de la natriurie consommaient en moyenne **6.4 g/24 h, soit 1 gramme de moins.**

  o 89 patients (67.4 %) ont diminué leur consommation de sel entre 2008 et 2014.

Tableau VIII : Comparaison des consommations de sel de la population A
avant et après intervention

	Moins de 6 g de sel/24 h	Entre 6 et 8 g de sel/24 h	Plus de 8 g de sel/24 h
Population A (2008) avant intervention	47 (35.6)	35 (26.5)	50 (37.9)
Population A (2014) après intervention	68 (51.5)	33 (25.0)	31 (23.5)

Les chiffres entre parenthèses indiquent les pourcentages par ligne
X^2 : 8.35 ; ddl : 2 ; p < 0.025. *Les deux populations sont significativement différentes*

Tableau IX : Comparaison des consommations de sel des hommes
de la population A avant et après intervention

Hommes	Moins de 6 g de sel/24 h	Entre 6 et 8 g de sel/24 h	Plus de 8 g de sel/24 h
Population A (2008) avant intervention	15 (26.3)	11 (19.3)	31 (54.4)
Population A (2014) après intervention	23 (40.4)	14 (24.6)	20 (35.1)

Les chiffres entre parenthèses indiquent les pourcentages par ligne
X^2 : 6.64 ; p < 0.05. *Les deux populations sont significativement différentes*

Tableau X : Comparaison des consommations de sel des femmes
dans les populations A (2008) et A (2014) après intervention

Femmes	Moins de 6 g de sel/24 h	Entre 6 et 8 g de sel/24 h	Plus de 8 g de sel/24 h
Population A (2008) avant intervention	32 (42.7)	24 (32.0)	19 (25.3)
Population A (2014) après intervention	45 (60.0)	19 (25.3)	11 (14.7)

Les chiffres entre parenthèses indiquent les pourcentages par ligne
X^2 : 4.91 ; ddl : 2 ; p < 0.100. Les deux populations ne sont pas significativement différentes

4.2. Patients à l'objectif de moins de 6 g de sel / 24 h (après intervention)

o   Population A (2014) : 68 (51.5%)

4.3. Patients aux objectifs OMS et PNNS (après intervention)

Tableau XI : Comparaison des patients A 2008 et 2014 aux objectifs OMS et PNNS 3

	OMS 2003 Patients à l'objectif	PNNS 3 Patients à l'objectif	
		Hommes	Femmes
Population A (2008) avant intervention	27 (20.5)	26 (45.6)	43 (57.3)
Population A (2014) après intervention	39 (29.8)	37 (64.9)	52 (69.3)

Les chiffres entre parenthèses indiquent les pourcentages par ligne

5. Évolution de l'évaluation de la consommation de sel de la population A après intervention

Tableau XII : Évolution des évaluations de la consommation de sel
de la population A entre 2008 et 2014 (après intervention)

	Sous estiment leur consommation de sel	Évaluent bien leur consommation de sel	Sur estiment leur consommation de sel
Population A (2008) avant intervention	50 (37.9)	33 (25.0)	49 (37.1)
Population A (2014) après intervention	35 (26.5)	73 (55.3)	24 (18.2)

Les chiffres entre parenthèses indiquent les pourcentages par ligne
X^2 : 26.30 ; dll : 2 ; p < 0.001. *Les deux populations sont significativement différentes*

Tableau XIII : Évolution des évaluations de la consommation de sel
des hommes de la population A entre 2008 et 2014 (après intervention)

Hommes	Sous estiment leur consommation de sel	Évaluent bien leur consommation de sel	Sur estiment leur consommation de sel
Population A (2008) avant Intervention	30 (52.6)	13 (22.8)	14 (24.6)
Population A (2014) après intervention	21 (36.8)	26 (45.6)	10 (17.5)

Les chiffres entre parenthèses indiquent les pourcentages par ligne
X^2 : 6.59 ; dll : 2 ; p < 0.05. *Les deux populations sont significativement différentes*

Tableau XIV : Évolution des évaluations de la consommation de sel
des femmes de la population A entre 2008 et 2014 (après intervention)

Femmes	Sous estiment leur consommation de sel	Évaluent bien leur consommation de sel	Sur estiment leur consommation de sel
Population A (2008) avant intervention	20 (26.7)	20 (26.7)	35 (46.7)
Population A (2014) après intervention	14 (18.7)	47 (62.7)	14 (18.7)

Les chiffres entre parenthèses indiquent les pourcentages par ligne
X^2 : 20.94 ; dll : 2 ; p < 0.001. *Les deux populations sont significativement différentes*

6. **Consommation de sel de la population B et de la population A après intervention**

   o **En 2008,** la population A consommait en moyenne **7.4 g de sel /24 h**.

   o **En 2014,** les patients de la population B consommaient en moyenne **9.0 g/24 h, soit 1.6 gramme de plus**.

Tableau XV : Comparaison des consommations de sel de la population B et de la population A après intervention

	Moins de 6 g de sel/24 h	Entre 6 et 8 g de sel/24 h	Plus de 8 g de sel/24 h
Population B (2014)	16 (27.6)	11 (19.0)	31 (53.4)
Population A (2014) après intervention	68 (51.5)	33 (25.0)	31 (23.5)

Les chiffres entre parenthèses indiquent les pourcentages par ligne
X^2 : 16.94 ; ddl : 2 ; $p < 0.001$. Les deux populations sont significativement différentes

Tableau XVI : Comparaison des consommations de sel des hommes de la population B et des hommes de la population A après intervention

Hommes	Moins de 6 g de sel/24 h	Entre 6 et 8 g de sel/24 h	Plus de 8 g de sel/24 h
Population B (2014)	8 (21.6)	8 (21.6)	21 (56.8)
Population A (2014) après intervention	23 (40.4)	14 (24.6)	20 (35.1)

Les chiffres entre parenthèses indiquent les pourcentages par ligne
X^2 : 4.88 ; ddl : 2 ; $p < 0.100$. Les deux populations ne sont pas significativement différentes

Tableau XVII : Comparaison des consommations de sel des femmes
dans les populations A (2008) et A (2014) après intervention

Femmes	Moins de 6 g de sel/24 h	Entre 6 et 8 g de sel/24 h	Plus de 8 g de sel/24 h
Population B (2014)	8 (38.1)	3 (14.3)	10 (47.3)
Population A (2014) après intervention	45 (60.0)	19 (25.3)	11 (14.7)

Les chiffres entre parenthèses indiquent les pourcentages par ligne
X^2 : 10.44 ; ddl : 2 ; p < 0.010. *Les deux populations sont significativement différentes*

6.1. Patients à l'objectif de moins de 6 g de sel / 24 h

- o Population A (2014) : 68 (51.5%)
- o Population B (2014) : 16 (27.6%)

6.2. Patients aux objectifs OMS et PNNS (après intervention)

Tableau XVIII : Comparaison des patients B 2014 et A 2014 (après intervention) aux
objectifs OMS et PNNS 3

	OMS 2003 Patients à l'objectif	PNNS 3 Patients à l'objectif	
		Hommes	Femmes
Population B (2014)	10 (17.2)	16 (43.2)	8 (38.1))
Population A (2014) après intervention	39 (29.8)	37 (64.9)	52 (69.3)

Les chiffres entre parenthèses indiquent les pourcentages par ligne

La consommation moyenne de sel dans la population A 2014 :

- o **chez les femmes : 5.9 g / jour**
- o **chez les hommes : 7.1 g/jour**

7. Évaluation de la consommation de sel de la population B par rapport à la population A après intervention

Tableau XIX : Comparaison des évaluations de la consommation de sel
de la population B et de la population A 2014 (après intervention)

	Sous estiment leur consommation de sel	Évaluent bien leur consommation de sel	Sur estiment leur consommation de sel
Population B (2014)	16 (27.6)	11(19.0)	31 (53.4)
Population A (2014) après intervention	35 (26.5)	73 (55.3)	24 (18.2)

Les chiffres entre parenthèses indiquent les pourcentages par ligne
X^2 : 29.36 ; $p < 0.001$. *Les deux populations sont significativement différentes*

Tableau XX : Évolution des évaluations de la consommation de sel
des hommes de la population B et de la population A 2014 (après intervention)

Hommes	Sous estiment leur consommation de sel	Évaluent bien leur consommation de sel	Sur estiment leur consommation de sel
Population B (2014)	22 (59.5)	7 (18.9)	8 (21.6)
Population A (2014) après intervention	21 (36.8)	26 (45.6)	10 (17.5)

Les chiffres entre parenthèses indiquent les pourcentages par ligne
X^2 : 7.26 ; $p < 0.05$. *Les deux populations sont significativement différentes*

Tableau XXI : Évolution des évaluations de la consommation de sel
des femmes de la population B et de la population A 2014 (après intervention)

Femmes	Sous estiment leur consommation de sel	Évaluent bien leur consommation de sel	Sur estiment leur consommation de sel
Population B (2014)	12 (57.1)	6 (28.6)	3 (14.3)
Population A (2014) après intervention	14 (18.7)	47 (62.7)	14 (18.7)

Les chiffres entre parenthèses indiquent les pourcentages par ligne
X^2 : 12.6 ; $p < 0.005$. *Les deux populations sont significativement différentes*

DISCUSSION

1. Les objectifs ont-ils été atteints ?

Ce travail avait plusieurs objectifs. Tout d'abord de voir si un recueil de données avec d'autres médecins dans d'autres régions donnait des résultats comparables statistiquement.

Bien que les résultats des patients de la population A 2008 fussent meilleurs que ceux de la population B 2014, la population A 2008 n'était pas statistiquement différente de la population B 2014 (Tableau I). Cette différence pouvait s'expliquer par l'implication des deux médecins de l'étude A dans l'éducation des patients depuis de nombreuses années.

La natriurèse des 24 heures était-elle un bon outil pour l'éducation des patients ?

Certainement, puisque la consommation de sel dans la population A avait diminué en moyenne de un gramme en six ans chez ces patients. Bien sûr, l'utilisation de la natriurèse n'était peut être pas uniquement responsable de cette baisse de consommation. Il est probable que les différents programmes mis en place pour réduire la consommation de sel aient joué un rôle non négligeable mais, parallèlement, en six ans, ces patients avaient amélioré leurs capacités à évaluer leur consommation de sel puisque le pourcentage de patients qui évaluaient bien leur consommation de sel passait en cinq ans de 22.8% à 45.6%.

Il est donc pensable que si ce dosage était régulièrement prescrit et servait de support à l'éducation des patients, la prise en charge des patients serait améliorée. Si les résultats des patients A 2008 et B 2014, n'étaient pas statistiquement différents il est probable que l'application de cette méthode aurait permis d'améliorer les performances des patients B 2014, tant sur le plan consommation de sel que sur le plan évaluation de cette consommation, dans des proportions comparables.

Il aurait été intéressant de réaliser une étude de cohorte en suivant les deux populations (A 2008 et B 2014) sur six ans ou de faire une étude de cohorte en réalisant un tirage au sort sur la population A 2008 : la moitié de la population aurait eu des natriurèses régulières et l'autre moitié n'en aurait pas eues. Certes une telle étude aurait eu plus de valeur mais, sur le plan éthique, il est bien difficile pour un médecin de donner un manque de chances à la moitié des patients.

En France, il existe très peu d'études de natriurèse, celles existantes sont de surcroît très localisées $^{et}/_{ou}$ réalisées auprès de populations spécifiques [15]. Aucune étude de natriurèse portant sur une population représentative de la population française n'a été effectuée à ce jour. Au niveau international, l'étude Intersalt1 [16] fournit des données comparatives sur les natriurèses mesurées chez 10000 sujets âgés de 25 à 59 ans appartenant à 48 populations différentes dans divers pays. Cependant, il n'y a pas d'échantillon français inclus dans cette étude.

2. Principaux résultats

2.1. Analyse de la consommation de sel

Il est admis actuellement que l'excès de consommation de sel est un facteur de risque de l'hypertension artérielle et des maladies cardio-vasculaires [1 ; 17]. En 2000, l'AFSSA recommandait une diminution des apports en sel pour arriver à une consommation journalière comprise entre cinq et douze grammes par jour [18] Des recommandations ont été publiées en janvier 2002 [1]. Elles préconisaient une réduction progressive de la teneur en sel de certains aliments, afin de réduire de 20 %, à échéance de cinq ans, l'apport moyen de sel de l'ensemble de la population, pour atteindre un apport moyen de sept à huit grammes de sel par jour.

En 2004, les recommandations américaines sur l'HTA, consignées dans le JNC VII, préconisaient une réduction de la consommation de sel à moins de six grammes par jour [4]. En 2008, l'étude d'Armelle Pochat avait pris cette valeur comme référence. Nous nous sommes également servis de cette valeur pour la présente étude.

La moyenne de consommation de sel des patients hypertendus de la population A 2008 s'élevait à 7.4 grammes par 24 heures.

2.1.1. Comparaison avec d'autres études

o À l'époque, les estimations de ces apports ont été obtenues à partir des données de consommation alimentaires recueillies dans le cadre de l'Étude Individuelle Nationale des Consommations Alimentaires 2 (**étude INCA 2**, 2006-2007) et la consommation moyenne de la population française était de 7.7 grammes de sel par 24 heures [18]. Ces chiffres étaient très proches bien qu'ils concernaient des populations sensiblement différentes puisque la population cible de 2008(A) était une population d'hypertendus ; de plus l'étude INCA 2 était une enquête alimentaire et non pas une étude de la natriurèse et évaluait la quantité de sel consommée, hors sel ajouté (c'est-à-dire le sel apporté lors de la préparation ainsi que celui ajouté à table). Il est évalué en moyenne de 1.5 grammes par jour. 35.6% des patients A 2008 (19.3% des hommes et 42.7% des femmes) consommaient moins de six grammes de sel par jour. Dans la population B 2014, la consommation moyenne était de neuf grammes de sel par jour et 27.6% des patients de cette population consommaient moins de six grammes par jour (21.6% des hommes et 38.1% des femmes). Entre 1998-99 (**INCA 1** [19]) et 2006-07 (INCA 2 [18]), une diminution de 5,2% de la consommation de sel (8.1 grammes à 7,7 grammes par jour) pouvait être notée. Cette réduction était plus marquée chez les hommes (-6,6%) que chez les femmes (-4%). Cette légère baisse des apports en sel entre 1999-2007 s'expliquait en partie par les efforts de réduction du taux de sodium par l'industrie agroalimentaire dans certains produits.

- ○ **L'enquête ENNS** [20], en 2006, retrouvait une consommation moyenne de sel (sel ajouté compris) de 8.5 grammes par jour (9.9 grammes pour les hommes et 7.1 grammes pour les femmes).

  - ➤ 19,9% des hommes et 41,6% des femmes avaient des apports inférieurs à six grammes de sel par jour.

  - ➤ 53,5% des adultes soit 33,5% des hommes et 73,6% des femmes avaient des apports inférieurs à huit grammes par jour.

- ○ Dans l'enquête **NutriNet-Santé** en 2010, la consommation moyenne (sel ajouté compris) était de 8.4 grammes par jour (9.2 grammes chez les hommes et 7.6 grammes chez les femmes) [21].

2.1.2. Comparaison avec objectifs OMS et PNNS

En 2012, l'ANSES faisait le constat qu'effectivement il existait une diminution de l'apport en sel depuis 2003, et, notamment, depuis 2008, suite à la baisse des teneurs en sel de certains produits alimentaires toutefois cette diminution restait insuffisante pour atteindre les objectifs fixés par l'Organisation Mondiale de la Santé ou, au niveau national, par les Plans Nationaux Nutrition Santé successifs. L'atteinte des objectifs du PNNS nécessiterait une baisse de l'ordre de 20 % par rapport à l'apport en sel estimé en 2002. Or, le suivi réalisé par l'ANSES montrait que la baisse issue de l'évolution des teneurs en sel des aliments les plus contributeurs entre 2003 et 2011 ne se situait qu'aux alentours de 4% [21].

Durant six ans les patients hypertendus de la population A ont reçu des conseils alimentaires portant sur la consommation de sel et s'appuyant sur les chiffres annuels de la natriurèse. Pour les médecins traitants de la population A, la natriurèse est devenu un examen incontournable dans le bilan annuel des hypertendus servant à l'éducation sanitaire des patients comme l'hémoglobine glycosylée chez les diabétiques ou le dosage du cholestérol chez les dyslipidémiques. Au bout de six ans, un constat pouvait être dressé, la consommation de sel chez ces patients A avait baissé de un gramme en moyenne.

Par rapport, aux recommandations de l'OMS qui avait fixé la consommation de sel à cinq grammes en 2003, les patients A étaient passés de 20.5% à l'objectif en 2008 à 29.8% en 2014.

Le PNNS 3 français (2009) avait fixé à huit grammes pour les hommes et 6.5 grammes pour les femmes [7]. 45.6% des hommes et 57.3% des femmes étaient à cet objectif dans la population A en 2008, 43.2% des hommes et 38.1% des femmes dans la population B 2014. Les conseils sanitaires donnés à la population A avaient permis d'atteindre l'objectif PNNS 3 pour 64.9% des hommes et 69.3% des femmes.

3. Analyse de l'évaluation de la consommation de sel

L'utilisation de la natriurèse n'était probablement pas uniquement responsable de cette baisse de consommation de sel, car la réduction des apports sodés de la population ne repose pas seulement sur la modification des comportements alimentaires mais également sur la diminution des teneurs en sel dans les aliments. On peut émettre l'hypothèse que ces diminutions d'apports observées entre 2008 et 2014 sont la résultante de l'évolution de la composition des produits d'une part et l'évolution des comportements alimentaires d'autre part.

En revanche, dans notre étude, il existait une très nette augmentation des performances d'évaluation de la consommation de sel par les patients puisqu'en 2008, 25% des patients hypertendus évaluaient bien leur consommation de sel et 55.3% de ces mêmes patients évaluaient correctement cette consommation six ans plus tard. Ici, seule l'éducation des patients pouvait être tenue responsable de cette amélioration.

Non seulement le pourcentage de bonnes évaluations doublait mais, mêmes les patients qui s'évaluaient mal, se trompaient moins puisque 37.9% sous-estimaient leur consommation de sel en 2008, mais ils n'étaient plus que 26.5% dans ce cas en 2014.

4. La natriurèse des 24 heures

Dans cette étude, d'une durée de cinq ans, chaque patient a réalisé une natriurèse des 24 heures par an. Cet acte de biologie médicale est codé 7 B dans la table de codage des actes de biologie soit 1.96 euros.

Pour réaliser le recueil des urines, toutes les urines « fabriquées » pendant 24 heures sont nécessaires. Habituellement (mais pas obligatoirement du matin au matin).

En pratique :

- ○ le patient doit vider sa vessie, et ne pas conserver les urines.
- ○ Il note l'heure : c'est le début du recueil.

- À partir de ce moment, il recueille toutes les urines émises. Le laboratoire fourni généralement un bocal ou à défaut, il peut utiliser une (ou plusieurs), bouteille d'eau minérale rincée à l'eau du robinet et conservée au frais. Il n'oubliera pas d'uriner avant d'aller à la selle.
- Le lendemain, à la même heure que la veille, il videra sa vessie mais conservera ses urines : c'est la fin du recueil.

CONCLUSION

Cette étude réalisée entre 2008 et 2014 a montré que l'utilisation de la natriurèse des 24 heures comme support à l'éducation sanitaire des patients permettait d'améliorer nettement leur capacité à évaluer leur consommation de sel (plus de 50%). Elle permettait également de diminuer significativement leur consommation de sel (un gramme par jour en six ans) bien que l'évolution de la composition des produits ait pu joué un petit rôle dans cette diminution.

Avec près de un tiers des patients à l'objectif des recommandations de l'OMS (moins de cinq grammes de sel par jour), ces patients étaient très largement au-dessus de la moyenne des Français. 70% des femmes étaient à l'objectif du PNNS 3 (moins de 6.5 grammes par jour) et les deux tiers des hommes (moins de huit grammes par jour).

Pour un coût modique (1.96 euros), mais au prix d'un recueil d'urines sur 24 heures, ce qui est parfois difficile pour certains patients, notamment ceux qui travaillent (mais ce n'est qu'une fois par an), la réalisation d'une natriurèse permet donc une nette amélioration des performances des patients que ce soit au niveau de l'évaluation de leur consommation de sel ou, tout simplement au niveau de leur consommation.

C'est, certainement, chez les hypertendus, un examen à pratiquer régulièrement, au même titre que l'hémoglobine glysosylée chez les diabétiques ou le dosage du cholestérol chez les dyslipidémiques.

RÉFÉRENCES

1. AFSSA. Rapport Sel : Évaluation et recommandations. 2002
   http://www.afssa.fr/Documents/NUT-Ra-Sel.pdf

2. Meneton P. Le sel : un tueur caché. Paris : Favre, 2009.

3. World Health Organization (2003). Diet, Nutrition and the prevention of chronic
   diseases. Report of a joint WHO/FAO expert consultation, Geneva: World Health
   Organization (WHO), WHO Technical Report Series N°916.

4. National Heart Lung and Blood Institute. The Seventh Report of the Joint National
   Committee on Prevention, Detection, Evaluation, and Treatment of High blood Pressure.
   JNC VII; August 2004.

5. Programme National Nutrition-Santé PNNS 2002
   http://www.sante.gouv.fr/IMG/pdf/1n1.pdf

6. Étude NutriNet-santé (2010). Résultat sur le sel. Conférence de presse.
   http://media.etude-nutrinet sante.fr/download/dossier_presse_nutrinet_22_11_10.pdf

7. Haut Conseil de la Santé Publique (2009). Principales recommandations et propositions
   en vue de la prochaine loi pour une politique de santé publique, Paris: Haut Conseil de la
   Santé Publique (HCSP)

8. Bibbins-Domingo, K., Chertow, G. M., Coxson, P. G., Moran, A., Lightwood, J. M.,
   Pletcher, M.J., & Goldman, L. (2010). Projected Effect of Dietary Salt Reductions on
   Future Cardiovascular Disease. New England Journal of Medicine 362, 590-599.

9 HAS, Haute Autorité de Santé : Prise en charge des patients adultes atteints
   d'hypertension artérielle essentielle. 2005, Haute Autorité de Santé

10. Société Française d'HTA (SFHTA). Recommandations 2013 pour la prise en charge de
    l'HTA de l'adulte
    http://www.sfhta.eu/wp-content/uploads/2012/12/Recommandation-SFHTA-2013-
    Prise-en-charge-HTA-de-lAdulte.pdf.

11. Pochat A. Les patients hypertendus savent-ils évaluer leur consommation de sel ? Thèse
    de médecine Faculté de médecine Paris-sud, 2010.

12. Gilberg S, Barthe J, Partouche H. Cas cliniques en médecine générale. 2e ed. Paris :
    Lavoisier ; 2011, 229.

13. Fesler P, Mimran A. Ionogramme urinaire de 24 h : comment l'interpréter ? Journal de
    nephro-cardiologie 8 nov. 2007; 18.

14. Fournier A, Achard JM. Validation du recueil des urines de 24 heures par l'estimation de
    la créatininurie des 24 heures d'après la formule de Cockroft et Gault. Néphrologie
    2000; 21 (1): 27-28.

15. Direction générale de l'alimentation. Rapport du groupe PNNS / PNA sur le sel. Mars 2013

16. The INTERSALT Cooperative Research Group, 1988. Sodium, potassium, body mass, alcohol and blood pressure: the INTERSALT Study. J Hypertens Suppl. 1988 Dec;6(4):S584-6.

17. WHO (World Health Organization), 2006. Reducing salt intake in populations. Report of a WHO forum and technical meeting, 5-7 October 2006, Paris, France.

18. AFSSA. INCA2. Étude Individuelle Nationale des Consommations Alimentaires 2006-2007 www.afssa.fr

19. Anses - Agence nationale de sécurité sanitaire de l'alimentation, de l'environnement et du travail. Enquête individuelle et nationale sur les consommations alimentaires. Enquête INCA 1999
https://www.anses.fr/sites/default/files/documents/PASER-Sy-Inca1.pdf

20. Institut de veille sanitaire (InVS), 2007. Étude nationale nutrition santé ENNS.

21. Unité de recherche en épidémiologie nutritionnelle (U557 Inserm/Inra/Cnam/ Université Paris 13), 2010. Étude NutriNet-Santé - Cohorte pour l'étude des relations nutrition-santé, des comportements alimentaires et de leurs déterminants. État d'avancement et résultats préliminaires 18 mois après le lancement. Dossier de presse du 22 novembre 2010.

22. ANSES. Avis de l'ANSES relatif au suivi des teneurs en sel des principaux vecteurs entre 2003 et 2011 et simulation des impacts sur les apports en sel de la population française. Saisine n°2012-SA-0052
https://www.anses.fr/sites/default/files/documents/NUT2012sa0052.pdf

23. Table nationale de codage en biologie
http://www.codage.ext.cnamts.fr/cgi/nabm/cgi-fiche?p_code_nabm=2005&p_date_jo_arrete=%25&p_menu=FICHE&p_site=AMELI

SUMMARY

Study context : Hypertension is one of the main causes of cardiovascular complications. Dietary sodium intake is completely part of hypertension treatment. The point for doctors is to determine whether hypertensive subjects are able to estimate their sodium intakes.

Objective : Prove that prescribing a natriuresis: 24-hour urinary excretion of sodium on a yearly basis helps patients suffering from hypertension to reduce their sodium intakes in their diet.

Methods : Prospective longitudinal study : comparison of salt intake and assessment of salt intakes among a population of hypertensive subjects after a 6-year awareness based on 24-hour urinary excretion of sodium (Population A 2008-2014) and comparison with a population of non-educated patients (population B 2014).

Results : Population A (2008-2014) : 132 patients. Population B (2014) : 58 patients. Mean daily salt intake of population A in 2008 (before the awareness program): 7.4g / 24h. 5 years after: 6.4g / 24h. Population B (2014 – not educated): 9.0g / 24h.

Salt intake assessment: Population A 2008: 25% of patients have a right assessment of their intakes. Population B 2014: 19%. Population A 2014 (after education): 55.3%.

Proportion of patients with salt intakes below the WHO objective (<5g / 24h): Population A 2008: 20.5%. Population B 2014: 17. 2%. Population A 2014: 29.8%.

Proportion of patients with salt intakes below the "National Nutrition Health Plan 3" objective (<6.5g / 24h (female) ; <8g / 24h (male)) : Population A 2008 : 52.3%. Population B 2014: 41.4%. Population A 2014: 67.4%.

Conclusion : Conducting awareness-raising activities based on natriuresis helps hypertensive subjects to both reduce their salt intakes and improve their self-assessment of them, at a very low cost (B7 = 1.96 euros).

Key words : Salt ; Dietary sodium intake; self assessement ; 24-hour urinary excretion of sodium ; Natriuresis ; hypertension

RÉSUMÉ

Contexte : L'hypertension artérielle est la principale cause de complications cardiovasculaires et la restriction de l'apport sodé fait partie intégrante du traitement des hypertendus. La difficulté pour le médecin est de déterminer si les patients hypertendus savent évaluer leur consommation de sel.

Objectif : Montrer que la prescription régulière d'une natriurèse des 24 heures (une fois par an) permet d'améliorer la prise en charge de la diminution de la consommation de sel chez les patients hypertendus.

Méthode : Étude longitudinale prospective : comparaison de la consommation de sel et de l'évaluation de cette consommation chez une cohorte de patients hypertendus après six ans d'éducation reposant sur la natriurèse des 24 h (Population A 2008-2014) et comparaison avec une autre cohorte de patients non éduqués (population B 2014).

Résultats : Population A (2008-2014) : 132 patients. Population B (2014) : 58 patients. Consommation moyenne de sel de la population en 2008 (avant éducation) : 7.4 g de sel/ 24h. Six ans après intervention : 6.4 g de sel/ 24h. Population B (2014) (non éduquée) : 9.0 g de sel/ 24h.

Évaluation de la consommation : Population A 2008 : 25% des patients évaluent bien leur consommation. Population B 2014 : 19%. Population A 2014 après éducation : 55.3%.

Patients à l'objectif OMS (moins de 5 g de sel/ 24 h) : Population A 2008 : 20.5%. Population B 2014 : 17.2%. Population A 2014 : 29.8%.

Patients à l'objectif PNNS 3 (moins de 6.5 g de sel/ 24 h pour les femmes et 8 g de sel/ 24 h pour les hommes) : Population A 2008 : 52.3%. Population B 2014 : 41.4%. Population A 2014 : 67.4%.

Conclusion : Pour un coût modique (B7 = 1.96 euros), l'éducation des patients hypertendus reposant sur la natriurèse des 24 heures permet d'améliorer d'une part la consommation de sel et d'autre part l'évaluation de cette consommation.

Mots clés : Consommation alimentaire ; chlorure de sodium alimentaire ; évaluation ; Natriurèse des 24 h ; hypertendus

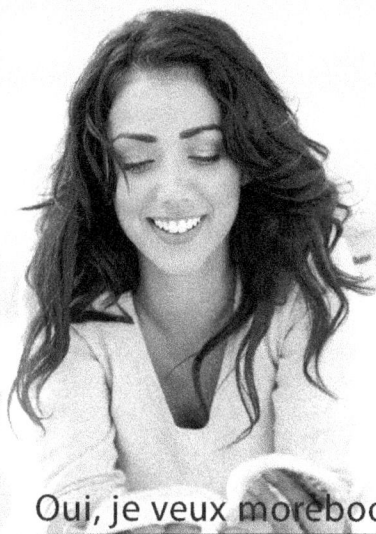

www.ingramcontent.com/pod-product-compliance
Lightning Source LLC
Chambersburg PA
CBHW021611210326
41599CB00010B/702